Dr. Angela Fetzner

Potenzmittel aus der Natur

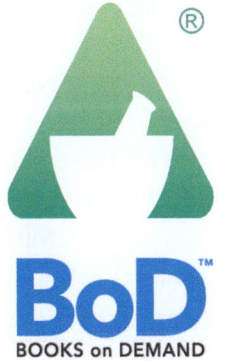

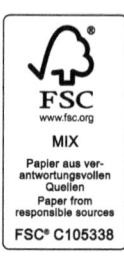

Bibliografische Information
der Deutschen Nationalbibliothek
Die Deutsche Nationalbibliothek verzeichnet
diese Publikation in der Deutschen National-
bibliografie; detaillierte bibliografische Daten
sind im Internet über http://dnb.dnb.de abrufbar.

© 2015-2019 Dr. Angela Raab geb. Fetzner
alle Rechte vorbehalten
3. Auflage 2019

Herstellung und Verlag: BoD
Books on Demand, Norderstedt
Umschlaggestaltung:
ZERO Werbeagentur, München unter
Verwendung von Motiven von shutterstock.com
Buchsatz: Michael Raab
Cover-Foto: © Thomasz Trojanowski - fotolia.com
ISBN 9783743151505

Inhaltsverzeichnis

Vorwort	5
Prolog	6
Die verlorene Lust wiederfinden	11
Hinweis	14
So verleihen Sie Ihrer Potenz Flügel	16
Damiana	16
Maca	19
Yohimbin	22
Ginseng	24
Arginin	26
Erd-Burzeldorn	28
Catuaba	30
Potenzholz	32
Elfenblume	34
Ginkgo	36
Gefährliche natürliche Potenzmittel	38
Nutzlose natürliche Potenzmittel	47
Was Sie beim Kauf von natürlichen Potenzmitteln unbedingt beachten sollten	49

Pflanzliche Potenzmittel auf dem Vormarsch	53
Epilog	55
Zur Autorin	56
Ein herzliches Dankeschön	57
Bücher von Dr. Angela Fetzner	57
Leseprobe - Leber Galle - entgiften und stärken	58

Vorwort

Wie Sie in diesem Ratgeber lesen werden, müssen es nicht immer die blauen Pillen sein... Es gibt zahlreiche mild und doch sicher wirkende pflanzliche Potenzmittel, die zudem meist noch als Aphrodisiakum wirken, d. h. zusätzlich noch Lust und Libido anregen. In diesem Buch werden die bekanntesten und am besten untersuchten pflanzlichen Potenzmittel dargestellt. Viele der pflanzlichen Potenzmittel sind in den oft fernen Ursprungsländern schon lange bekannt und ihre potenzsteigernde Wirkung wird dort schon seit ewigen Zeiten genutzt – aber erst nach und nach erobern diese pflanzlichen Potenzmittel auch den europäischen Markt. Hinter dem Wunsch nach pflanzlichen Potenzmitteln steht freilich auch der Wunsch, den Geschlechtsakt nicht mittels einer chemischen Pille „abarbeiten" zu müssen, sondern tief in unserem Inneren tragen wir den Wunsch nach einer ganzheitlichen Sexualität - geheimnisvoll, einmalig, mystisch. Wir wünschen uns mehr Sinnlichkeit – d. h. wir wollen mit allen Sinnen genießen. Und genau hier können Liebespflanzen ansetzen: Diese stärken nicht nur die Potenz, sondern wecken alle Sinne und können dabei helfen, Stress abzubauen und wieder richtig zu entspannen. Beherzigen wir dies, wird das Liebesleben (wieder) erfüllend und geheimnisvoll.

Die Autorin Dr. Angela Fetzner berät und informiert als promovierte Apothekerin seit zwei Jahrzehnten zahlreiche Kunden. Als unabhängige Autorin und Apothekerin fühlt sich die Verfasserin dieses Buchs nur der Gesundheit und dem Wohl der Menschen verpflichtet

Prolog

Potenz leitet sich vom lateinischen Wort „potens" (fähig, vermögend, mächtig) ab. „Vermögend" bedeutet in diesem Zusammenhang natürlich nicht reich, sondern fähig, den Beischlaf zu vollziehen. Potenz steht nicht nur für sexuelle Kraft und Ausdauer, nein, es ist der Inbegriff für Männlichkeit schlechthin. Und eine gute und funktionierende Manneskraft wird in der heutigen Zeit immer wichtiger, sowohl in festen Partnerschaften als auch gerade bei lockeren Affären und one night stands. In festen Beziehungen ist sowohl für Männer als auch für Frauen ein erfülltes Sexualleben entscheidend für ein gutes Funktionieren der Beziehung. Auf der anderen Seite dagegen ist ein für einen oder beide Partner nicht befriedigendes Sexualleben einer der häufigsten Gründe für das Scheitern von Beziehungen.

Und selbst im Alter wollen die meisten Paare nicht auf ein glückliches Sexualleben verzichten. Aufgrund der Fortschritte in der Medizin und durch regelmäßiges körperliches Training sind viele ältere Menschen - auch bei immer weiter steigendem Lebensalter - noch bei guter Gesundheit.

Viele ältere Menschen halten sich fit und wollen daher in jeder Beziehung fit sein – auch in sexueller Beziehung. Denn die Vorstellungen von der Gestaltung des Lebensabends haben sich im Laufe der Zeit radikal geändert. So besteht das Alter nicht mehr nur aus Unkraut jäten, Stricken, Häkeln und Enkel hüten.

Die neue Generation der Alten will sich noch einmal selbst verwirklichen - und auch Wünsche sollen Wirklichkeit werden: Reisen, Tanzen, Sport, Freude am Leben – und dazu gehört auch die Freude am Sex.

Auf der anderen Seite gibt es neben festen Beziehungen massenweise rein sexuelle Affären. Männer – und auch Frauen – hüpfen von einer lockeren Beziehung zur nächsten, immer auf der Suche nach dem ultimativen Kick. Nichts auslassen, alles erleben wollen - one night stands, Swingerclubs, anonyme Treffen. Selbstredend, dass der Mann gerade hier „seinen Mann" stehen muss. Denn in einer solchen Situation nicht können? Das Fiasko schlechthin. Und die Pornoindustrie macht es vor. Männer als Sexmaschinen, die rund um die Uhr können und wollen.

Eine Potenz wie bei Superman ist gefragt, Ausdauer und Immer-Können sind die Parolen, Schwächeln ist nicht drin. Irgendwann aber macht Mann dann schlapp, kommt in arge Bedrängnis. Ein einmaliger Ausrutscher? Oder passiert das wieder? Ein Teufelskreis der Angst entsteht, die Psyche steht dem Vergnügen im Weg und spielt ihr einen ordentlichen Streich. Die Angst vor dem Versagen wächst und steht häufig einem unbefangenen Ausleben der Sexualität im Weg. Sind Potenzstörungen und Angst vor Potenzstörungen also die Kehrseite der Medaille und der Preis einer Gesellschaft, in der Sex häufig von der Liebe entkoppelt ist und überall verfügbar ist?

Natürlich hat Viagra so manchem Mann die Angst vor dem Versagen genommen. Und hat dieses Arzneimittel nicht alle Männer gleichsam in Supermänner verwandelt, die immer und überall ihrem Mann stehen können? Nein, trotz oder gerade wegen Viagra und Co. herrscht in vielen Schlafzimmern gähnende Flaute.

Und auch umfassender Aufklärung und lustvoller Pornos, in denen Männer und Frauen immer können und wollen, zum Trotz. Sex ist omnipräsent und vielleicht gerade deshalb nicht mehr geheimnisvoll und stimulierend. Im Gegensatz dazu steht eine tiefe Sehnsucht nach sexueller Erfüllung, die durch Pornos und chemische Mittel oft nur unzureichend gestillt wird.

Sicher, Viagra versprach Wunder und löste dieses Versprechen auch – zumindest teilweise - ein, genauso unromantisch zeigt es sich aber auf der anderen Seite. Und so ist nach anfänglicher Euphorie und einem wahren Hype um Viagra mittlerweile auch Ernüchterung eingetreten. Denn die blaue Pille ist nicht frei von auch gravierenden Nebenwirkungen, wirkt in vielen Fällen überhaupt nicht, dazu machen Berichte über gefälschte Viagra-Präparate die Runde. Dann der obligatorische Besuch beim Arzt, der möglicherweise unangenehme Fragen stellt. All das trägt nicht dazu bei, der blauen Wunderpille uneingeschränkt zu vertrauen.

Viagra steht zudem für Sex nach der Uhr, nicht nach der Lust. Sex auf Knopfdruck also – hier haftet allemal der Beigeschmack des Unromantischen, wenn nicht gar des Unerotischen an. Und der Mensch, der Mann, durch Viagra auf seinen Penis, das Werkzeug reduziert.

Dieses Werkzeug, sein Triebwerk der Lust, muss groß, hart und unfehlbar sein – in Gang gesetzt und funktionsfähig dank der blauen Pille, produziert im Chemielabor. All das verbindet man freilich nicht mit Romantik oder zügellosem Sex.

Aber welcher Weg führt aus diesem Dilemma?

Es ist ein Weg, der zu einer ganzheitlichen und umfassenden Sexualität führt, welche Körper, Seele und Geist gleichermaßen anspricht. Es ist auch ein Weg, der uns die Sexualität mit allen Sinnen spüren und wahrnehmen lässt. Der uns in neue Dimensionen der Liebe und Erotik einweiht und den Horizont erweitern lässt. Was könnte da hilfreicher sein als Liebespflanzen – welche nicht nur die Potenz steigern, sondern zusätzlich das Gehirn, unser größtes Lustorgan, anregen und stimulieren? – Denn ein Großteil der Sexualität spielt sich nicht zwischen den Lenden, sondern in unserem Kopf ab.

Liebespflanzen also als Boten und Diener der Lust

Es ist ein Weg, der uns den sprichwörtlichen Liebesrausch verspricht, uns von der Liebe berauschen lässt – und wer könnte dies besser bewerkstelligen als Liebespflanzen? Der Lust auf die Sprünge helfen und ihr etwas an die Hand geben.

Grenzen überschreiten, geheime und versteckte Sehnsüchte ausleben.
Unergründliches ergründen.
Höhenflüge erleben.
Unwiederbringlich, einmalig und doch ewig.

All das erhofft sich der Mensch von Liebespflanzen, er will alle Gefühle aus- und erleben, Leidenschaft, Sinnlichkeit, Verlangen, Ekstase – dabei aber auch das Zauberhafte, Unergründliche und Geheimnisvolle bewahren. Sinne und Sinnlichkeit müssen also wieder neu erweckt werden, in einer Zeit, in welcher der Mensch der Natur und sich selbst immer mehr entfremdet ist.

Es gilt dabei, aktuelle naturwissenschaftliche Kenntnisse und die Erfahrungen über die Schätze aus der Natur miteinander in Einklang zu bringen.

Mögen wir uns also auf die Natur rückbesinnen und einer entzauberten Sexualität mittels pflanzlicher Potenzmittel wieder zu mehr Zauber und Sinnlichkeit verhelfen.

Die verlorene Lust wiederfinden

Die Suche nach Möglichkeiten, die Liebeslust zu steigern oder wieder anzukurbeln, ist so alt wie die Menschheit selbst. Vieles, auch Sinnloses gar oder Gefährliches, ist versucht und ausprobiert worden, um einem erlahmten Liebesleben wieder auf die Sprünge zu verhelfen. Von daher ist es nicht verwunderlich, dass man seit Menschengedenken zahlreiche Anstrengungen unternommen hat, um entsprechende Liebesmittel in Pflanzen, Tieren und Mineralien ausfindig zu machen. Aphrodisiaka sind definitionsgemäß Mittel zur Belebung oder Steigerung des sexuellen Verlangens und des sexuellen Lustempfindens. Der Name stammt aus dem Griechischen und leitet sich von Aphrodite, der Göttin der Liebe, ab. Aphrodite war und ist das Symbol schlechthin für körperliche Liebesfreuden und geistige Liebe. Medikamente zur Behandlung der erektilen Dysfunktion zählen übrigens nicht zu den Aphrodisiaka, da diese keine luststeigernde Wirkung besitzen und die Behandlung der Dysfunktion im Vordergrund steht.

Pflanzliche Liebesmittel vereinen im Idealfall potenzstärkende und aphrodisierende Wirkung, sorgen also gleichzeitig für zügellose Lust und eine stahlharte Erektion.

Das Interesse an Potenzmitteln sowie an Sex in jeder Form ist immens, so gibt es kaum eine Sendung oder eine Zeitschrift, in der das Thema „Sex" nicht zur Sprache kommt.

„Sex sells" lautet das ubiquitäre Motto, diesem Trend folgend ist Sex omnipräsent: ob als barbusiges Fotomodell auf der Titelseite der Tageszeitung, ob auf Pornoseiten im Internet - oder auch in Ratgebermagazinen, wo erklärt wird, wie man zum besten Liebhaber/Liebhaberin aller Zeiten mutiert. Und dann natürlich die zahllosen Flirtseiten im Internet, die schnellen und unkomplizierten Sex versprechen, ein paar Chats und schon hat man das perfekte Sexabenteuer in der Tasche.

Wie in aller Welt passen hier, in diesen Reigen der ungezügelten Lust und des sexuellen Abenteuers, Potenzstörungen oder mangelnde Lust? – Freilich überhaupt nicht.

Denn kommen Potenzstörungen zur Sprache, so herrschen auch in unserer scheinbar aufgeklärten Zeit Verlegenheit, Sprach- und Ratlosigkeit vor. Impotenz ist nach wie vor ein tabuisiertes und totgeschwiegenes Thema - selbst in langjährigen Beziehungen wird das Problem oftmals nicht angesprochen, und schon gar nicht beim Arzt.

Denn Mannesschwäche steht keinem Mann gut, der Phallus muss schließlich ein standfestes Monument der Lust sein. Notfalls mit Hilfe von Viagra, womöglich noch klammheimlich in einer Ecke eingenommen.

Das alles klingt freilich nicht sehr erbaulich. Ganz anders dagegen Liebespflanzen und potenzsteigernde Naturprodukte. Schon die Namen der Liebespflanzen klingen exotisch, mystisch, und ja, auch berüchtigt und verrucht.

Diese Liebespflanzen stammen meist von fernen Ländern, wo die Männer keinen Stress und keine Hetzerei haben, dafür aber umso mehr Kraft in den Lenden. Und wenn ihnen danach zumute ist, pfeifen sie sich eben das ultimative Potenzmittel aus der Natur rein - das nicht nur die Erektion stärkt, sondern auch die Leidenschaft zum Lodern bringt. Diese Naturburschen werden durch die Liebespflanzen in einen Zustand der wilden und ungezügelten Lust versetzt, sie geben sich ihren Leidenschaften hin – sie müssen nicht funktionieren, wie die Roboter, wie die Männer hierzulande. Und genau diesen geheimnisvollen Zustand der Sinnlichkeit, der Männlichkeit und der Erotik können auch Sie erleben! Dieser Ratgeber möchte Ihnen Anleitung und Kenntnis darüber geben, welche Liebespflanzen nützlich und wirksam sind - und welche Sie lieber links liegen lassen sollten!

Lassen Sie uns also beginnen!

Herzlichst Ihre Apothekerin Dr. Angela Fetzner

Hinweis

Bezüglich der im Folgenden dargestellten Pflanzen und Stoffe darf der Leser darauf vertrauen, dass die Autorin große Sorgfalt darauf verwendet hat, dass die Angaben in diesem Buch dem neuesten Stand der Wissenschaft entsprechen.

Die Erkenntnisse in der Medizin und Pharmazie sind jedoch niemals statisch, sondern unterliegen einem fortlaufenden Entwicklungsprozess. Alle Angaben können von daher immer nur dem aktuellen Wissensstand zum Zeitpunkt des Erscheinens des Buchs entsprechen.

Deshalb kann die Autorin für die gemachten Angaben und Empfehlungen keinerlei Verantwortung und Gewähr übernehmen. Die Durchführung der in diesem Buch empfohlenen Anwendungen erfolgt auf eigene Gefahr des Benutzers. Die Autorin übernimmt keine Haftung für Personen-, Sach- und Vermögensschäden aufgrund der Anwendung der hier erteilten Ratschläge.

Auch betreffend der zu den einzelnen Pflanzen und Stoffen angegebenen und empfohlenen Dosierungen darf der Leser darauf vertrauen, dass die Autorin große Sorgfalt darauf verwendet hat, dass diese Angaben dem neuesten Stand der Wissenschaft entsprechen.

Nichtsdestotrotz kann die Autorin für Angaben über Dosierungsanweisungen keine Gewähr übernehmen. Jede Dosierung erfolgt auf eigene Gefahr des Benutzers.

Leiden Sie an bestimmten Krankheiten, ist ein Arzt zu befragen, ob die vorgestellten Pflanzen/Stoffe für Sie geeignet sind.

In diesem Ratgeber sind ferner auch giftige und gefährliche Pflanzen dargestellt, von eigenen Experimenten mit diesen Pflanzen ist daher dringend abzuraten. Die Gefährlichkeit dieser Pflanzen ergibt sich insbesondere aus ihrer engen therapeutischen Breite, d. h. die Bandbreite zwischen erwünschter aphrodisischer sowie potenzsteigernder Wirkung und tödlicher Wirkung ist sehr schmal. So kann man zwar oft einen himmlischen Trip erleben – nach einem solchen Trip gibt es aber häufig keine Rückfahrkarte mehr zurück ins Leben. Wer trotzdem gefährliche Pflanzen/Stoffe in gleich welcher Form anwendet, tut dies auf eigene Gefahr.

Die Autorin übernimmt keinerlei Haftung.

Ich hoffe, Ihnen mit diesem notwendigen Gefahrenhinweis nicht den Spaß und die Freude an diesem Buch verdorben zu haben!

Aber noch immer – oder auch gerade noch immer - gilt Paracelsus' berühmter Spruch: „Alle Dinge sind Gift, und nichts ist ohne Gift; allein die Dosis macht, dass ein Ding ein Gift ist."

Nun aber in medias res!

So verleihen Sie Ihrer Potenz Flügel

Damiana

Damiana (lateinischer Name Turnera diffusa) ist eine potenzfördernde Pflanze, deren Wirkung schon sehr lange bekannt ist und mittlerweile auch wissenschaftlich anerkannt ist. Der Name Damiana leitet sich von Damian, dem Schutzpatron der Apotheker, ab. Damiana ist eine Pflanzenart aus der Gattung der Safranmalven (Turnera) und gehört zur Familie der Turneraceae. Ihr natürliches Verbreitungsgebiet liegt in den subtropischen Klimazonen Amerikas, also in Teilen von Süd- und Zentralamerika, sowie in der Karibik. Damiana ist ein Strauch mit unauffälligen gelben Blüten, wobei der Strauch eine Höhe von 1 m und mehr erreichen kann. Die Blätter der Pflanze sind in Größe und Form variabel. Die für die Wirkung der Pflanze verantwortlichen Inhaltsstoffe sind in den Blättern zu finden, diese enthalten verschiedene Terpene sowie Tannin und Coffein. Welcher Inhaltsstoff die potenzsteigernde und aphrodisierende Wirkung hervorruft, ist bislang noch nicht sicher bekannt. Auf jeden Fall nutzten schon die Mayas diese uralte Pflanze als Aphrodisiakum, Stärkungsmittel und als Tonikum für die Blase – entsprechende Berichte wurden durch spanische Missionare überliefert.

Die potenzsteigernde und aphrodisierende Wirkung kommt durch einen vermehrten Blutfluss im Becken und in den Gefäßen des Penis zustande, wodurch eine stärkere Erektion gefördert wird.

Außerdem wird die Bildung des Hormons Östrogen unterdrückt (so dass es zu einem relativen Überwiegen des Hormons Testosteron kommt), außerdem kommt es zu vermehrter sexueller Erregung und Stimulation. Insbesondere ist Damiana auch bei Impotenz, die auf einem Übermaß an sexueller Aktivität beruht, wirksam. Die Wirkung hält etwa zwei Stunden an. Auch bei Frauen wirkt Damiana sexuell stimulierend, die Libido und die Orgasmusfähigkeit werden erhöht. Ferner wirkt Damiana stimmungsaufhellend, angstlösend und entspannend. So ist es nicht verwunderlich, dass Damiana schon seit mehr als 1000 Jahren nicht nur als Potenzmittel, sondern auch als Stärkungsmittel bei körperlicher und geistiger Schwäche, bei Erschöpfung, Stress und Übermüdung eingesetzt wird – so konsumierten die Ureinwohner Amerikas Damiana nach der Jagd und nach langen Märschen. Damiana wurde auch bei Diabetes, Husten, bei Asthma und als Abführmittel eingesetzt – diese Einsatzgebiete sind aber aus der modernen Medizin verschwunden.

Damiana wird in Form von getrockneten Blättern als Tee oder in Kapselform angeboten, in Tinkturen, ferner werden die Blätter auch geraucht und inhaliert. Vom Gebrauch von Tinkturen, Inhalationen und Rauchwerk wird jedoch abgeraten, da die Tinktur zu große Mengen an Wirkstoffen enthalten kann, bei Inhalationen und Räucherwerk kann dagegen die Wirkstoffmenge nicht abgeschätzt werden.

Zur Teebereitung verwendet man 2-4 g oder weniger getrocknete und geprüfte Damianablätter, man trinkt davon dreimal täglich eine Tasse Tee. Man beachte, dass Damiana eine Pflanze mit psychotroper Wirkung ist, bei Dosierungen ab ca. 200 g Damiana ist mit Halluzinationen zu rechnen. Ganz problemlos kann man Damiana in der Apotheke in Form von Kapseln und in homöopathischer Aufbereitung kaufen – hier ist eine sichere und unkomplizierte Anwendung möglich. Bei bestehenden Leberschäden sollte von der Verwendung von Damiana Abstand genommen werden. Eine Anwendung ist nur für Erwachsene vorgesehen.

Damiana wirkt als sicheres und zuverlässiges Mittel zur Potenzsteigerung, eine euphorisierende und entspannende Wirkung trägt zusätzlich zu sexuellen Hochgefühlen bei.

Damiana ist nicht nur in Form von Nahrungsergänzungsmitteln erhältlich, sondern auch als zugelassenes Arzneimittel. Hier sind neben der Wirksamkeit auch die Qualität und Unbedenklichkeit des entsprechenden Präparats nachgewiesen. Cefagil™-Tabletten bspw. von der Firma Cefak enthält Damiana-Urtinktur. Es wird eine Einnahme von 1-3 Mal tgl. 1 Tablette empfohlen.

Maca

Die Maca-Pflanze (lateinischer Name Lepidium meyenii) gehört zur Gattung der Kressen (Lepidium) sowie zur Familie der Kreuzblütler (Brassicaceae). Maca ist in Peru beheimatet, die Pflanze wurde in den Höhenlagen der Anden (4000-4500 Meter Höhe) schon vor rund 2000 Jahren von den Inkas angebaut und seitdem auch als Nahrungs- und Heilpflanze verwendet. Bei der Maca-Pflanze handelt es sich um eine ein- oder zweijährige, niedrige Pflanze (nur 20 cm hoch) mit weißen Blüten. Die Maca-Pflanze ist an ihrem Wuchsort extremen klimatischen Bedingungen ausgesetzt. Die robuste Pflanze trotzt starken Temperaturschwankungen, kräftigen Stürmen und intensiver UV-Strahlung. Die Böden sind zudem karg und steinig. Da die Pflanze sich durch eine äußerst hohe Widerstandskraft auszeichnet, wird sie auch heute noch in ihrem traditionellen Verbreitungsgebiet angebaut. Die Maca-Pflanze hat sich perfekt an die widrigen Umweltbedingungen angepasst und die Pflanzenknolle speichert überaus wertvolle Nähr- und Inhaltsstoffe, die sie zum Überleben braucht.

So enthält die Knolle ca. 60 % Kohlenhydrate, 10 % Proteine, 8 % Faserstoffe, ungesättigte Fettsäuren, essentielle Aminosäuren, weiter Calcium, Eisen, Zink, Arginin, Vitamin C, Vitamin B 2 und Vitamin B 6, Jod, Scharfstoffe, Flavonoide und pflanzliche Sterole.

In Südamerika werden die süßlich schmeckenden Knollen als Nahrungsmittel verwendet, indem die Knollen gebacken oder zu einem süßen Brei verarbeitet werden. Die Maca-Knolle ist auch in hohen Dosen ungefährlich, weil sie keine giftigen, berauschenden und halluzinogenen Stoffe enthält. Für die potenzsteigernde und die Libido anregende Wirkung sind vor allem Zink, Arginin und pflanzliche Sterole verantwortlich. Zink sorgt für eine vermehrte Spermienanzahl, pflanzliche Sterole führen zur Harmonisierung des Testosteronspiegels beim Mann und des Östrogenspiegels bei der Frau und dank Arginin wird die Erektionsfähigkeit und die Libido verbessert. Es ist auch ohne weiteres vorstellbar, dass eine Pflanze, die sich auf kargstem Boden fortpflanzt und auch extreme Umweltbedingungen übersteht, Kraftquellen in sich birgt, die auch im menschlichen Körper Leistungsfähigkeit, Libido und Potenz ankurbeln können.

Die Maca-Wurzel hat weiter positive Effekte auf die körperliche Leistungsfähigkeit und die psychische Belastbarkeit, weshalb sie auch als „peruanischer Ginseng" bezeichnet wird.

Was die Steigerung der Potenz betrifft, so wurden diesbezügliche Studien vor allem in Südamerika und den USA durchgeführt. Die Studien belegten bei den Probanden eindeutig eine Steigerung der Potenz und der sexuellen Lust, weiter eine stärkere Leistungsfähigkeit und eine gestärkte Immunabwehr. Auch die Neigung zu Depressionen nahm ab, andauernde Müdigkeit konnte reduziert werden.

Maca zur Potenzsteigerung ist in Form von Tabletten, Kapseln oder auch als Pulver erhältlich. Zur Herstellung von Tabletten und Kapseln wird das beige-gelbliche Pulver - das aus den getrockneten Knollen durch Heißwasserextraktion gewonnen wird – zu Tabletten gepresst oder in Kapseln gefüllt. Das Pulver kann wahlweise in Wasser oder Fruchtsaft aufgelöst werden oder aber mit Milch aufgekocht werden.

Zu erwähnen ist, dass die potenz- und leistungssteigernde Wirkung von Maca erst nach einigen Wochen kontinuierlicher Anwendung eintritt.

Weitergehende Informationen zu Maca sind meinem Buch *„Maca - Potenzwunder der Inkas und geheimes Dopingmittel?"* zu entnehmen

Yohimbin

Die Anwendung von Yohimbin ist eine schon lange bewährte und anerkannte Methode zur Steigerung der Potenz und der Libido. Bereits die Eingeborenen im tropischen Westafrika – dem Herkunftsgebiet des Yohimbe-Baums - nutzten die Wirkung des Yohimbins zur Steigerung der Potenz, später erforschten auch Europäer die Wirkung des Yohimbins und bereits 1862 errichteten deutsche Unternehmer in Kamerun Fabriken zur Gewinnung und industriellen Weiterverarbeitung des Yohimbins.

Yohimbin ist ein v. a. in den Blättern und der Rinde des Yohimbe-Baums (lat. Pausinystalia yohimbe) vorkommende Substanz aus der Gruppe der Indolalkaloide. Der Yohimbe-Baum wächst in den Regenwaldgebieten Kameruns sowie in den Nachbarländern Kameruns, im Kongo, in Äquatorial-Guinea, in Gabun und in Nigeria. Der immergrüne Baum aus der Familie der Rötegewächse (lat. Rubiaceae) wird bis zu 30 m hoch.

In den letzten Jahren wird der Yohimbe-Baum auch in Plantagen gezogen. Yohimbin ist ein selektiver, kompetitiv wirkender α_2-Adrenozeptor-Antagonist, der eine verstärkte Noradrenalinausschüttung bewirkt. Hierdurch werden die Genitalzentren im ZNS erregt, wodurch die Libido gesteigert wird. Außerdem werden die Gefäße des Penis erweitert, was mit einer Erhöhung der Blutmenge im Genital einhergeht.

Die zur Erzielung der erwünschten Wirkung erforderliche Dosis ist individuell verschieden.

Man geht von einer Dosis von mindestens 8 mg Yohimbin aus. Das bewährteste Yohimbin-Präparat, Yohimbin Spiegel™, enthält 5 mg Yohimbin (erhältlich in der Apotheke, verschreibungspflichtig). Es wird eine einschleichende Dosierung von 3 x tgl. ½ Tablette Yohimbin Spiegel™ empfohlen, die Dosis kann auf 3 x tgl. 2 Tabletten gesteigert werden. In vielen Fällen tritt die Wirkung von Yohimbin unmittelbar ein, in manchen Fällen tritt jedoch erst nach zwei bis drei Wochen Anwendung die erwünschte Wirkung ein.

Gerade am Anfang der Therapie können Nebenwirkungen wie Nervosität, Schlafstörungen, Schwindel, Schwitzen, Hautrötung und Blutdruckveränderungen (Blutdrucksteigerung, selten hypotone Dysregulation) auftreten. In hohen Dosen kommt es auch zu psychoaktiven Wirkungen.

Bei bestehendem Bluthochdruck, vorgeschädigtem Herzen, eingeschränkter Leber- oder Nierenfunktion, Glaukom sowie psychiatrischen Erkrankungen mit affektiven Störungen oder Angstzuständen sollte Yohimbin nicht angewendet werden. Ebenso bestehen Wechselwirkungen von Yohimbin mit Alkohol, blutdrucksenkenden Medikamenten und Antidepressiva. Abzuraten ist von einer Teebereitung aus der Rinde des Yohimbebaums, da die Menge des aufgenommenen Yohimbins nicht kontrollierbar ist und es in solchen Fällen häufig zu Überdosierungen kommt.

Eine Unterdosierung an Yohimbin liegt dagegen meist in Yohimbin-Kapseln vor, die in Sexshops oder im Internet erhältlich sind.

Ginseng

Ginseng wird schon seit etwa 2000 Jahren in der traditionellen chinesischen Medizin genutzt, allerdings war die Anwendung damals aufgrund des hohen Preises der Ginsengwurzel nur den vornehmsten Leuten vorbehalten. Ginseng (lat. Panax ginseng) gehört zur Familie der Efeugewächse (lat. Araliaceae). Die Pflanze wächst hauptsächlich in den Gebirgs- und Waldregionen Nordkoreas, im nordöstlichen China sowie im südöstlichen Sibirien. Wild kommt Ginseng in seiner ostasiatischen Heimat kaum mehr vor. Er wird allerdings bereits seit ca. 800 Jahren kultiviert, wobei der Anbau sehr aufwendig ist, außerdem können die ersten Wurzeln erst nach vier bis sechs Jahren geerntet werden. Medizinisch werden die Wurzeln des Ginsengs verwendet, nach der Weiterverarbeitung unterscheidet man weißen und roten Ginseng. Beim weißen Ginseng wird die Wurzel nach der Ernte geschält, gebleicht und getrocknet. Den roten Ginseng erhält man, indem die Wurzel nach der Ernte mit Wasserdampf behandelt und anschließend getrocknet wird. Für die Qualität entscheidend ist der Gehalt an Ginsenosiden, das sind Saponine (Seifenstoffe). Der Gehalt an Ginsenosiden wird u. a. durch das Alter der Pflanze und die Verarbeitung beeinflusst.

Ginseng wird allgemein als Stärkungs- und Kräftigungsmittel angewendet, auch die Konzentrations- und Leistungsfähigkeit steigen. Ginseng wirkt ferner adaptogen (d. h. die Anpassungsfähigkeit an bestimmte Umweltreize wird erhöht), die körpereigene Abwehr wird gestärkt und die Widerstandskraft gegen Stress nimmt zu.

Ginseng wirkt als natürliches und wirksames Potenzmittel (wirkt bei 2/3 der Männer), Nebenwirkungen treten nur selten und geringfügig auf. Die potenzsteigernde Wirkung beruht zum einen auf der vermehrten Produktion von Testosteron, ferner wird Stickstoffmonoxid (NO) ins Blut freigesetzt, was zu einer starken Erektion führt. Zusätzlich wird die Durchblutung im Bereich des männlichen Genitals angeregt.

Gerade bei stressbedingten Potenzstörungen wirkt Ginseng auf ausgezeichnete und doch schonende Weise. Wichtig bei der Einnahme von Ginsengpräparaten ist es, auf eine ausreichende Dosierung zu achten. Empfehlenswert ist die Einnahme von 1-2 g Ginsengwurzel oder besser von mindestens 10 mg Ginsenosiden.

Arginin

Bei der Darstellung der natürlichen Potenzmittel darf Arginin auf keinen Fall fehlen, auch wenn es sich bei Arginin freilich um keine Pflanze handelt. Da aber Arginin eine natürliche Substanz mit ausgesprochen guter potenzsteigernder Wirkung ist, darf die Substanz an dieser Stelle nicht unerwähnt bleiben. Zunächst soll die Wirkungsweise von Arginin erläutert werden: Damit eine ausreichende Erektion eintreten kann, müssen die Blutgefäße im Penis weitgestellt werden, damit sich die Schwellkörper mit Blut füllen können. An der Weitstellung der Gefäße ist unter anderem Stickstoffmonoxid (NO) beteiligt. NO verbessert die Erektion jedoch nicht nur durch die Weitstellung der Gefäße, sondern auch durch eine Steigerung der Durchblutung. Durch die Weitstellung der Gefäße können die entsprechenden Zellen zusätzlich besser mit Nährstoffen versorgt werden, was sich wiederum positiv auf die Potenz auswirkt. Auch die Spermienqualität verbessert sich durch die Freisetzung von Stickstoffmonoxid. Stickstoffmonoxid wiederum entsteht in wenigen Schritten aus Arginin.

L-Arginin ist eine α-Aminosäure, die auch vom Körper synthetisiert wird, jedoch nicht in ausreichendem Maß. Auch in Nahrungsmitteln – insbesondere in Walnüssen, Kürbiskernen, Erdnüssen, Pinienkernen, Buchweizenkörnern, ungeschältem Reis, Hühnerei, Lachs, Erbsen – kommt L-Arginin weit verbreitet vor, hier als Proteinbestandteil chemisch gebunden.

In vielen Fällen – gerade bei einseitiger Ernährung und bei Vorliegen von Stress – wird der Bedarf an Arginin nicht mit der Nahrung gedeckt. Auch mit steigendem Alter, bei bestimmten Krankheiten wie Arteriosklerose und Bluthochdruck oder eben auch bei Potenzstörungen nimmt der Bedarf an Arginin zu. Aus all diesen Gründen steht einer Einnahme von Arginin als Nahrungsergänzungsmittel nichts im Wege. Wegen der durchweg positiven Eigenschaften erlebt Arginin in letzter Zeit einen regelrechten Boom, auch wegen optimistischer Studien sowie aufgrund von fast fehlenden Nebenwirkungen.

Übrigens ist der Wirkmechanismus von Arginin, die Bereitstellung von Stickstoffmonoxid (NO), der gleiche Mechanismus wie bei den Phosphodiesterase-Hemmern (z. B. Viagra™), nur erfolgt hier die Freisetzung von Stickstoffmonoxid auf natürlichem Wege.

Wichtig ist die Einnahme eines qualitativ hochwertigen Argininprodukts, außerdem sollte Arginin in ausreichend hoher Dosierung eingenommen werden (3-5 g Arginin/Tag). Die Wirkung setzt idealerweise nach einigen Tagen ein.

Erd-Burzeldorn

Der Erd-Burzeldorn (lat. Tribulus terrestris), auch Erdsternchen genannt, ist eine Pflanzenart aus der Gattung der Burzeldorne (lat. Tribulus), innerhalb der Familie der Jochblattgewächse (lat. Zygophyllaceae). Die Pflanze ist in Afrika, Asien, im Mittelmeerraum, in Südeuropa sowie im nördlichen Australien weit verbreitet. Der Erd-Burzeldorn ist eine ein- bis zweijährige krautige Pflanze, die eine Wuchshöhe von 10 bis 50 cm erreicht. Die Pflanze soll insofern potenzfördernd wirken, als dass die Anzahl der Androgenrezeptoren steigen soll, außerdem soll es zu einer gesteigerten Produktion von Testosteron kommen. Ferner wird von einer Zunahme der Libido und einem allgemein besseren Körpergefühl gesprochen. Auch bei Kraftsportlern ist der Erd-Burzeldorn zur Leistungssteigerung beliebt.

Ferner wird die Pflanze schon seit langem in der ayurvedischen Medizin als Diuretikum (harntreibendes Mittel) und als Mittel gegen Urolithiasis (Nieren- oder Harnleitersteine) eingesetzt. Bei den für die Wirkung verantwortlichen Inhaltsstoffen handelt es sich um Steroidsaponine, vornehmlich Ruscogenin, Gitogenin und Chlorogenin.

Nachdem Studien der Charité Berlin den Erd-Burzeldorn schon als neues Bio-Viagra und Testosteron-Booster gefeiert hatten, ist in letzter Zeit die Euphorie diesbezüglich wieder etwas verhallt. Da der Erd-Burzeldorn auch Nebenwirkungen wie intensiven Durchfall oder Photosensibilisierung (Überempflichkeit gegenüber Licht) haben kann und auch bei Weidetieren, welche die Pflanze verzehrt hatten, teilweise Vergiftungserscheinungen aufgetreten sind, kann für den Erd-Burzeldorn nach derzeitigem Stand der Wissenschaft keine Empfehlung ausgesprochen werden.

Catuaba

Catuaba wird hauptsächlich aus der Rinde von Erythroxylum catuaba und aus anderen Erythroxylon-Arten (Familie Erythroxylaceae = Rotholzgewächse) gewonnen.

Im Gegensatz zu Erythroxylon coca – dem Cocastrauch - enthalten die meisten anderen Erythroxylon-Arten kein Kokain, jedoch andere Alkaloide. Erythroxylum catuaba enthält bspw. die Tropan-Alkaloide Catuabine A, B und C. Erythroxylon catuaba ist ein kleiner Baum und wächst im Norden Brasiliens sowie im Amazonasgebiet. Catuaba wird aus der inneren Rinde des Baumes gewonnen, die eine rötliche Farbe und einen rauchigen Geschmack aufweist. Neben den für die Wirkung verantwortlichen Tropanalkaloiden enthält die Rinde auch reichlich Mineralstoffe und Spurenelemente.

Catuaba wird in Form von Rindentee, Pulver, als alkoholischer Extrakt und als Kapseln vertrieben. Schon die Tupi-Indianer nutzten die aphrodisierende und potenzsteigernde Wirkung von Catuaba. Die Droge stimuliert direkt das Zentralnervensystem, wodurch Libido und sexuelles Verlangen zunehmen. Außerdem wird die Blutzirkulation in den Geschlechtsorganen stimuliert, auch die körpereigene Synthese von Sexualhormonen soll angekurbelt werden.

Problematisch ist jedoch, dass Catuaba nicht nur aus Erythroxylon-Arten hergestellt wird, sondern auch aus der Wurzel von Anemopaegma arvense und aus der Rinde von Trichilia catigua.

Die Inhaltsstoffe von Anemopaegma arvense und Trichilia catigua sind noch nicht ausreichend erforscht, man weiß aber, dass Trichilia catigua keine Alkaloide enthält, sondern nur Sesquiterpene und Flavolignane. Viele im Handel erhältlichen Catuaba-Produkte enthalten aber Gemische der Rinden von Trichilia catigua und von Erythroxylon-Arten, so dass der Konsument letztendlich nicht weiß, wie sein Produkt genau zusammengesetzt ist und wie es infolgedessen wirkt.

Auch eine nicht deklarierte Menge von Tropanalkaloiden birgt große Gefahren, da diese in hoher Dosierung zu Halluzinationen und Amnesien mit Schädigungen des Kurzzeitgedächtnisses führen. Weitere Vergiftungserscheinungen sind Rötungen des Gesichts, Trockenheit der Schleimhäute, zeitliche und räumliche Desorientiertheit, Anstieg von Blutdruck und Puls und schließlich lebensgefährliche Herzrhythmusstörungen.

Die erwünschten Wirkungen der Tropanalkaloide – sexuelle Erregung, erotische Träume, Halluzinationen, Flugeindrücke usw. – werden in meinem Buch *„Die Alraune – Pflanze der Liebe, Pflanze des Todes"* dargestellt. Denn auch mittels anderer tropanalkaloidhaltiger Pflanzen wie der Alraune wollte man bereits seit der Antike sexuelle Höhenflüge erleben. So erlebte man auch tatsächlich meist einen himmlischen Trip – nach einem solchen Trip gab es aber häufig keine Rückfahrkarte mehr zurück ins Leben. Da zu dem genauen Gehalt an Tropanalkaloiden in Catuaba kaum Literatur existiert und die Faktenlage sehr dünn ist, rate ich von einer Einnahme von Catuaba ab.

Potenzholz

Potenzholz (lat. Muira Puama) wird aus dem Potenzbaum (lat. Ptchopetalum olacoides, botanischer Name Dulacia inopiflora) gewonnen, der zur Familie der Olacaceae innerhalb der Ordnung der Sandelholzartigen (lat. Santalales) gehört. Ptychopetalum olacoides ist ein 5 bis 15 m hoher strauchartiger Baum, der in Brasilien, Französisch-Guayana, Guyana und Suriname verbreitet ist. Er wächst im Regenwald sowie in hochgelegenen Savannenwäldern. Bereits die Jelbaro-Indianer nutzten Muira Puama zur Stärkung und geistigen Anregung, vorwiegend jedoch als Aphrodiasikum und Potenzmittel. Ptchopetalum olacoides wird bereits seit über 100 Jahren nach Europa exportiert. Aus dem Holz und den Wurzeln des Baums wird Muira puama lignum, das Potenzholz, gewonnen. Die wirksamen Inhaltsstoffe des Potenzholzes sind hormonähnliche Steroide, Estergemische, Lupeol und Fettsäuren.

Potenzholz wirkt aphrodisierend und potenzsteigernd, die erotische Sensibilität wird erhöht, der Beckenbereich wird stimuliert. Die Wirkung ist hauptsächlich den hormonähnlichen Steroiden zu verdanken. Außerdem wirkt Muira Puama allgemein roborierend, weiterhin beruhigend auf Nerven und Psyche. Aggressionen werden abgebaut, ferner werden euphorisierende Effekte festgestellt.

Die Droge wirkt psychoaktiv, so können dem LSD-Rausch ähnliche Halluzinationen hervorgerufen werden. Zur Forcierung der psychoaktiven Wirkungen wird das Potenzholz häufig Rauch- und Räuchermischungen zugesetzt. Der Geschmack von Muira Puama ist bitter und sandig. Da das Holz schlecht wasserlöslich ist, werden die Inhaltsstoffe durch alkoholische Auszüge gewonnen. Um eine ausreichende und kontrollierbare Dosis der Inhaltsstoffe zu erreichen, empfiehlt sich die Einnahme von standardisierten Kapseln, als wirksame Dosis wird eine tägliche Gabe von 1000-1500 mg 4:1 Extrakt Muira Puama empfohlen. Von der Selbstbereitung von alkoholischen Auszügen rate ich ab, da es hier zu Überdosierungen kommen kann. Fertigpräparate aus Sexshops und aus dem Internet sind dagegen oft unterdosiert.

Elfenblume

Die Elfenblumen (lat. Epimedium, im Deutschen auch Bischofsmützen oder Sockenblumen genannt) sind eine Pflanzengattung aus der Familie der Berberitzengewächse (lat. Berberidaceae). Hauptverbreitungsgebiete der 50 bis 60 Arten sind das gemäßigte Asien und das Gebiet vom Mittelmeerraum bis zum Schwarzmeerraum. Im südöstlichen China liegt die größte Artenvielfalt vor. Epimedium-Arten wachsen als ca. 30 cm hohe, sommer- oder immergrüne, ausdauernde und winterharte krautige Pflanzen. Mittlerweile haben die Halbschattengewächse auch Eingang in heimische Parkanlagen und Gärten gefunden. In der traditionellen chinesischen Medizin (TCM) wird die Elfenblume schon sehr lange bei rheumatischen Beschwerden, bei Bluthochdruck und in der Menopause eingesetzt. Auch die potenzstärkende Wirkung war den alten Chinesen bereits bekannt. Man sagt, dass die potenzsteigernde Wirkung erstmals einem Ziegenhirten aufgefallen war, dessen Herde plötzlich auffallend sexuell aktiv wurde, nachdem diese Elfenblumen verzehrt hatte. Aus diesem Grund nennt man die Elfenblume auch Horny Goat Weed (Geiles Ziegenkraut).

Der für die Potenzstärkung verantwortliche Wirkstoff ist Icariin, ein Flavonoid, das für eine Hemmung des Enzyms Phosphodiesterase sorgt – der Wirkmechanismus ist also der gleiche wie bei den chemischen PDE-5-Hemmern wie Viagra und Co. – es kommt zur verstärkten Freisetzung von Stickstoffmonoxid (NO). Folge sind eine längere und bessere Erektion durch Gefäßerweiterungen und eine anhaltende Durchblutung des Beckens. Vorteil der Elfenblume gegenüber vielen pflanzlichen Potenzmitteln ist, dass die Wirkung sofort oder spätestens nach drei Tagen erfolgt. Weiter soll die Elfenblume wenig bis keine Nebenwirkungen aufweisen. Elfenblume ist in Form von Tee, Dragees, Kapseln und in flüssiger Form erhältlich. Über die genaue Dosierung herrscht noch keine einheitliche Meinung, die Dosis kann jedoch unverhältnismäßig hoch sein. Da es noch keine Langzeitstudien zu Nebenwirkungen der Elfenblume gibt und somit noch keine Gefahrenabschätzung möglich ist, empfiehlt es sich, die Pflanze nicht über einen längeren Zeitraum einzunehmen.

Ginkgo

Ginkgo ist eine in China heimische, heute weltweit angepflanzte Baumart. Ursprüngliches Verbreitungsgebiet des Ginkgobaums waren Mischwälder, heute findet man ihn wild wachsend nur noch in abgelegenen Bergtälern Chinas. Man bezeichnet den Ginkgo-Baum auch als lebendes Fossil, da er der einzige noch überlebende Vertreter seiner botanischen Gruppe (der Ginkgoales, einer ansonsten ausgestorbenen Gruppe von Samenpflanzen) ist. Ginkgo ist ein sommergrüner Baum, der 1000 Jahre und älter werden kann und eine Höhe von bis zu 40 Metern erreichen kann. Ginkgo ist ein beliebter Zierbaum in Parkanlagen und Gärten. Pharmazeutisch werden ausschließlich die Blätter genutzt. Inhaltsstoffe der Blätter sind Flavonoide, Biflavone (Bilobetin, Ginkgetin), Flavonolglykoside, Terpene (Ginkgolide A, B, C, J) und Kohlenwasserstoffe.

Die positiven Eigenschaften des Ginkgos werden schon seit 1000 Jahren genutzt, heute werden v.a. Spezialextrakte aus Ginkgoblättern genutzt, die reich an den Wirkstoffen Ginkgoliden und Terpenlactonen sind. Unerwünschte Wirkstoffe werden dagegen bei der Extraktion abgetrennt.

Ginkgopräparate wirken neuroprotektiv (d. h. die Nervenzellen werden geschützt), die zerebrale Neotransmission wird gefördert, die Gedächtnisleitung und das Lernvermögen werden verbessert, ferner werden die Durchblutung und die Fließeigenschaften des Blutes verbessert. Ginkgopräparate werden als Antidementiva zur Behandlung von hirnorganisch bedingten Leistungsstörungen mit den Symptomen Gedächtnis- und Konzentrationsstörungen eingesetzt, weiter bei Schwindel, Ohrensausen und Kopfschmerzen. Da Ginkgo durchblutungsfördernd wirkt, kommt es zu einer starken Entspannung der glatten Muskulatur in den Schwellkörpern des Penis. Die erwünschte Folge ist eine stärkere und längere Erektion.

Bei der Einnahme von Ginkgo-Präparaten ist auf eine ausreichend hohe Dosierung der wirksamen Flavonoide und Terpene zu achten, die Bereitung von Ginkgo-Tee ist unüblich und auch unwirksam. Die unerwünschten Wirkungen von Ginkgo-Präparaten sind überschaubar, es wurden lediglich in seltenen Fällen Magen-Darm-Beschwerden, Kopfschmerzen und Hautreaktionen beobachtet.

Eine gleichzeitige Einnahme von Gingkopräparaten und blutverdünnenden Mitteln ist zu vermeiden.

Gefährliche natürliche Potenzmittel

Vor dem Gebrauch einiger natürlicher Potenzmittel muss eindringlich gewarnt werden, weil diese gefährliche Wirkstoffe enthalten. Diese als Potenzmittel genutzten Pflanzen/Tiere bewirken zwar meist eine ausgeprägte Potenzsteigerung und/oder wirken luststeigernd – auf die Lust kann aber auch prompt der Tod folgen. Diese Pflanzen/Stoffe sind deswegen so gefährlich, weil sie eine enge therapeutische Breite besitzen – d. h. der Grat zwischen Himmel und Hölle ist eng. Überdosierungen mit schweren Nebenwirkungen bis hin zu Todesfällen sind deshalb keine Seltenheit. Die Giftstärke kann außerdem auch in Abhängigkeit von Faktoren wie dem Alter der Pflanze/des Stoffs, dem Entwicklungsstadium und äußeren Bedingungen wie dem Wuchsort und der Stärke der Sonneneinstrahlung sehr stark variieren.

Aus diesem Grund schwankt der Gehalt an psychoaktiven Inhaltsstoffen sehr stark und die Wirkung der Giftpflanzen/Stoffe ist nur sehr schwer kalkulierbar.

Nachtschattengewächse: Alraune, Bilsenkraut, Tollkirsche, Stechapfel, bittersüßer und schwarzer Nachtschatten

Zu den lustbringenden, aber gefährlichen Nachtschattengewächsen gehören v. a. die Alraune (lat. Mandragora officinarum), das Bilsenkraut (lat. Hyoscyamus niger), der Stechapfel (lat. Datura stramonium) sowie der bittersüße und der schwarze Nachtschatten (lat. Solanum dulcamara und Solanum nigrum). Die Familie der Nachtschattengewächse (botanischer Name Solanaceae) hat viele Vertreter, so umfasst sie etwa 100 Gattungen, die Zahl der zugehörigen Arten wird mit etwa 2700 angegeben.

Innerhalb der Familie gibt es sowohl wichtige Rausch- und Giftpflanzen, als auch Gemüse- und Zierpflanzen.

Die Gattungen der Nachtschattengewächse sind auf der ganzen Welt verbreitet - die Mannigfaltigkeit der Nachtschattengewächse Südamerikas übertrifft jedoch die aller anderen Kontinente. Auch haben zahlreiche importierte Zierpflanzen aus der Familie der Nachtschattengewächse wie Petunien, Lampionpflanzen und Korallenstrauch nicht zuletzt wegen der Schönheit und ungewöhnlichen Form ihrer Blüten die Gärten Europas erobert. Auch die giftige Engelstrompete ist aufgrund ihrer imposanten Blüten zu einer beliebten Gartenpflanze geworden.

Zu den Gift-, Rausch- und Zauberpflanzen aus der Familie der Nachtschattengewächse gehören neben der Alraune unter anderem die nicht minder berühmte und berüchtigte Tollkirsche, der Stechapfel, das Bilsenkraut, der bittersüße und der schwarze Nachtschatten. Für die potenzsteigernde und aphrodisierende Wirkung der Rausch- und Zauberpflanzen aus der Gruppe der Nachtschattengewächse sind die sehr giftigen Tropanalkaloide verantwortlich.

Das Tropanalkaloid Hyoscyamin schlummert in Alraune, Stechapfel, Tollkirsche und Engelstrompete, während das Tropanalkaloid Scopolamin vor allem in der Engelstrompete, aber auch in Bilsenkraut, Alraune und Stechapfel vorkommt.

Aphrodisische Wirkung der giftigen Nachtschattengewächse

Die aphrodisische Wirkung resultiert aus der Erregung des Zentralnervensystems, Nervenimpulse werden indessen blockiert. Sexueller Rausch, erotische Fantasien und Träume von orgiastischen Festen mit grotesken sinnlichen Ausschweifungen sind die Folge. Oft kommt es zu einer völligen Enthemmung und Willenlosigkeit, sowie zu einer erweiterten Zugänglichkeit für eigene und fremde Suggestionen. Anwender der Nachtschattengewächse berichten von starker erotischer Erregung bis hin zur Ekstase, einem gesteigerten Lustempfinden und euphorisierenden Effekten.

Weitere Erlebnisse sind Sinnestäuschungen mit erotischen Elementen, erhöhte Traumfähigkeit, insbesondere erotische Träume und Machtträume werden durchlebt.

Genüssliche Körpergefühle und Ausgelassenheit werden weiterhin als angenehm empfunden. Auch psychedelische Wirkungen mit Bewusstseinserweiterung und Erleben von Grenzerfahrungen zählen zu erwünschten Effekten. Weitere psychoaktive Wirkungen sind Halluzinationen, visionäre Begegnungen, Rededrang und Sprechen mit nicht anwesenden Personen.

Von Tanzfreude bis hin zur Tanzwut wird berichtet, weiter von Gefühlen der Trance und der Leichtigkeit. Unangenehme Gedanken und Probleme werden ausgeschaltet, dagegen kommt es zu High-Gefühlen mit verstärktem Empfinden von Glück, Freude und Zuversicht.

Genießer der Nachtschattengewächse fühlen sich beschwingt und wie verwandelt, sie meinen wie Vögel zu schweben. Sehr häufig sind Gefühle des Fliegens, des Schwebens mit großer Geschwindigkeit, ja sogar ein Fahrtwind beim Fliegen wird wahrgenommen. Kribbeln auf der Haut und eine veränderte Wahrnehmung der Haut und des Körpers können die Vorstellung auslösen, dass Federn, Flügel oder aber ein Pelz wachsen. Manche Anwender meinen, sich in Tiere wie Katzen, Eulen oder Gänse zu verwandeln. Sie glauben auch, mit Geistern oder Gespenstern zu verkehren.

Die Klarträume (luzide Träume) werden als sehr real erlebt, viele vom Rausch Erwachte glauben, die Ereignisse der Träume wirklich erlebt zu haben.

Parasympatholytische Wirkung der Nachtschattengewächse

Weiter antagonisieren die Tropanalkaloide als sogenannte Anticholinergika die Wirkung des körpereigenen Neurotransmitters Acetylcholin, indem sie die Nervenrezeptoren für den Botenstoff Acetylcholin blockieren. Folge ist eine parasympatholytische (den Parasympathikus hemmende) Wirkung. Durch die Hemmung des Parasympathikus kommt es zu folgenden Wirkungen:

- Beschleunigung der Herzfrequenz
- Beschleunigung der Erregungsweiterleitung am Herzen
- Weitstellung der Bronchien
- Weitstellung der Pupillen
- Stark verminderte Schweißbildung
- Verminderte Speichelbildung
- Hemmung der Magen-Darm-Peristaltik
- Erschlaffung der glatten Muskulatur
- Verminderte Sehfähigkeit
- Starke Lichtempfindlichkeit

Weitere zentrale Symptome

Gerade, was die Wirkungen auf das Zentralnervensystem angeht, haben die Tropanalkaloide bei jedem Menschen unterschiedliche Effekte. Bei hohen Dosen und in Abhängigkeit von der individuellen Konstitution kommt es zur Erregung des Zentralnervensystems und zu einer Beschleunigung und Vertiefung der Atmung. Der Berauschte wird laut, gesprächig, unruhig, lacht, scherzt und unterhält sich mit nicht anwesenden Personen. Er verliert jegliches Zeitgefühl, Orientierungsstörungen kommen dazu. Weiterhin stellen sich psychomotorische Unruhe, Gleichgewichtsstörungen, Verwirrtheitszustände und Störungen im Ablauf der Muskelbewegungen auf. Oft kommt es zu Tobsuchtsanfällen, die sich mit Bewusstseinstrübungen abwechseln. Auch bizarres, gewalttätiges Verhalten wird beobachtet. Angstzustände, paranoider Wahn und verstärkte Muskeleigenreflexe stellen sich mitunter ein. Schwindel, Doppeltsehen, optische Verwirrtheit, Orientierungsverlust und Akkomodationsstörungen gesellen sich dazu.

Sogar von Grand-mal-Anfällen, Amnesie, Ataxie und Zittern wird berichtet. Die Halluzinationen gehen bei hohen Dosen in ein Delirium über. Typisch sind weiter völlige Orientierungslosigkeit, Gedächtnisverlust und Bewusstlosigkeit. Weiter kommt es zu fortschreitender Atemlähmung und zum Abfall der Körpertemperatur, selten kommt es zu komatösen Zuständen und zum Tod durch Atemlähmung.

Periphere Symptome

Durch die starke Erweiterung der Blutgefäße kommt es zu einer intensiven Hautrötung, hierbei ist die Haut trocken, rot und fleckig. Aufgrund der Hemmung der Speichelproduktion kommt es zu trockenen Schleimhäuten, weiterhin zu Schluck- und Sprachschwierigkeiten und zu einem quälenden Durstgefühl. Die Beschleunigung der Herzfrequenz führt häufig zu Herzrasen. Schwierigkeiten beim Wasserlassen (Miktionsstörungen) bis hin zu komplettem Harnverhalt sind weitere Nebenwirkungen. Es kommt zu verzögerter Magenentleerung, im weiteren Verlauf dann zu Übelkeit und Erbrechen.

Vergiftung

Tödliche Dosen sind (insbesondere bei Kindern) bereits ab je wenigen mg Scopolamin und Hyoscyamin möglich, übliche letale Dosen sind für Scopolamin und Hyoscyamin je 80-100 mg.

Spanische Fliegen

Die Spanische Fliege (lat. Lytta vescatoria) ist ein Käfer aus der Familie der Ölkäfer (lat. Meloidae). Auffallend an den Käfern ist ihr langer metallisch-grün gefärbter Körper sowie ihr intensiver Geruch. Die Tiere sind in Südeuropa und im afrikanischen Mittelmeergebiet weit verbreitet, in Mitteleuropa dagegen nur selten anzutreffen. Die Spanische Fliege wird als Potenzmittel genutzt, wobei der Käfer zu einem Pulver zermahlen wird, auch das Pulver wird als Spanische Fliege bezeichnet.

Für die potenzsteigernde Wirkung ist der Inhaltsstoff Cantharidin verantwortlich. Die potenzfördernde Wirkung wird durch eine drastische Reizung der Harnwege hervorgerufen, welche zu einer starken Erektion führt, was zu einem ausgedehnten Liebesspiel führen kann. Nebenwirkungen können eine schmerzhafte Dauererektion sein, an der Haut kann es aufgrund der Reizung durch Cantharidin zu Blasen und Nekrosen kommen.

Bei Überdosierung bei oraler Einnahme kann es zu akutem Nierenversagen, Lebervergiftung und Kreislaufkollaps kommen. Zudem kommt es zu Nebenwirkungen auf das Zentralnervensystem. In nicht wenigen Fällen kam und kommt es noch immer zu Todesfällen. Bereits Dosen von 30 mg Cantharidin und weniger können tödlich sein. In Sexshops werden häufig Tropfen und Pillen mit der Bezeichnung „Spanische Fliegen" vertrieben.

Allerdings ist die Bezeichnung irreführend, da in den Tropfen/Pillen in der Regel nicht das giftige Cantharidin enthalten ist, sondern meist nur Vitamine und andere harmlose Bestandteile. Durch die Bezeichnung „Spanische Fliegen" soll jedoch eine stark potenzsteigernde Wirkung assoziiert werden und der Traum von heißblütigen, erotischen Nächten geweckt werden.

Weitere giftige Potenzmittel aus dem Naturreich

Die Liste der zwar wirksamen, aber nichtsdestotrotz giftigen Liebesmittel aus dem Naturreich ließe sich beliebig fortsetzen. Denken Sie nur an den Fliegenpilz (lat. Amanita Muscaria), den Goldregen (lat. Laburnum anagyroides), die Betelnuss (lat. Areca catechu) und die Trichterwinde (lat. Ipomoea tricolor). Weitaus bekannter sind natürlich der Schlafmohn (lat. Papaver somniferum) und der Indische Hanf (lat. Cannabis sativa).

Da wir uns aber in diesem Ratgeber mit ungiftigen Potenzmitteln befassen wollen, möchte ich diesen kleinen Exkurs – der aber vielleicht trotzdem interessant für Sie ist – an dieser Stelle beenden.

Wer sich für die aphrodisischen und leistungssteigernden Wirkungen der Betelnuss interessiert, den darf ich an dieser Stelle noch auf mein Buch „Die Betelkauer" verweisen.

Die aphrodisischen Effekte von Cannabis werden kurz in meinem Buch „Weißbuch Cannabis" besprochen.

Nutzlose natürliche Potenzmittel

Neben gefährlichen natürlichen Potenzmitteln gibt es auch vollkommen wirkungslose natürliche Potenzmittel, meist aus dem Tierreich gewonnen. Die Einnahme dieser Potenzmittel schadet dem Konsumenten zwar nicht weiter, meist handelt es sich aber bei den verwendeten Tieren um vom Aussterben bedrohte Tierarten. Vom Konsum solcher nutzloser und meist auch illegaler Potenzmittel kann deshalb nur abgeraten werden. Obwohl der Verkauf von Produkten von bedrohten Tierarten verboten und unter strenge Strafe gestellt ist, machen skrupellose Jäger dennoch Hatz auf die bedrohten Tierarten: Auf dem Schwarzmarkt werden schließlich astronomisch hohe Preise für Produkte von bedrohten Tierarten bezahlt. Die Händler machen sich dabei den Aberglauben vieler – v. a. asiatischer Kunden – zunutze, die der Ansicht sind, mit dem Verzehr des Tierprodukts sich auch dessen Potenz einzuverleiben.

Die Palette der hier vertriebenen tierischen Produkte ist ebenso lang wie abstoßend: Tigerhoden, Flossen von Haifischen, Robenpenisse, Rhinozerus-Hörner, Seepferdchen, Nashornmehl, Ambra (Substanz aus dem Verdauungstrakt vom Pottwal), Leopardenknochen, eingelegte Kobra, Affenpenisse, Eselhaut, Hörner von Wasserbüffeln und Antilopen und Stoßzähne von Elefanten. Je seltener die Tierart ist, desto gefragter ist sie. Besonders dem Tiger wird schwer zugesetzt: Neben den Hoden sind auch die Knochen und die Krallen gefragt. Die Gier v. a. reicher Chinesen nach seltenen Tierprodukten ist unermesslich, weshalb viele Tierarten mittlerweile fast ausgerottet sind. Es geht dabei längst nicht mehr um die – angebliche – Heilwirkung der tierischen Produkte, diese sind vielmehr mittlerweile zu begehrten Spekulationsobjekten geworden.

Was Sie beim Kauf von natürlichen Potenzmitteln unbedingt beachten sollten

- Kaufen Sie vorzugsweise Präparate von deutschen Firmen. Name und Adresse der Firma sollten vermerkt sein.
- Meiden Sie Präparate aus unklaren und dubiosen Quellen.
- Schauen Sie auch, wie lange es die Firma schon gibt, ob diese auch andere Präparate vertreibt und ob diese Firma Forschung betreibt / wissenschaftliche Studien in Auftrag gibt.
- Alle Angaben, insbesondere die Gebrauchsanweisung mit Angabe der Dosierung und etwaige Nebenwirkungen, sollten in deutscher Sprache verfasst sein.
- Auf dem Präparat sollten Chargennummer und Verfalldatum vermerkt sein.
- Tabletten/Kapseln sollten idealerweise einzeln verblistert sein. Kapsel-/Tablettendosen sollten versiegelt sein.
- Meiden Sie Importe aus den Niederlanden, Großbritannien und anderen Ländern.
- Die meisten Arzneimittelfälschungen weltweit treten in Indien und China auf. Kaufen Sie deshalb möglichst keine Präparate aus diesen Ländern.
- Auf dem Präparat sollte die genaue Menge des (Pflanzen-)Wirkstoffs vermerkt sein, ferner die genaue lateinische und deutsche Bezeichnung. Bei verschiedenen Unterarten einer Pflanze sollte die genaue Unterart vermerkt sein.

- Ferner sollte bei Extrakten das Extraktionsmittel aufgeführt sein, weiter das Verhältnis von Extraktionsmittel zu Pflanze.
- Pflanzliche Wirkstoffe, die als Arzneimittel erhältlich sind, haben den Vorteil, dass deren Wirksamkeit, Qualität und Unbedenklichkeit geprüft sind. Die genaue Indikation (das Anwendungsgebiet), Nebenwirkungen und Kontraindikationen (Gegenanzeigen) sind in diesem Fall vermerkt. Arzneimittel werden vor der Zulassung einem umfangreichen, mehrstufigen Prüfungsprozess unterzogen.
- Homöopathika müssen nicht zugelassen, sondern nur registriert sein. Eine Indikation (Anwendungsgebiet) muss hier nicht (im Beipackzettel) angegeben sein.
- Bevorzugen Sie Monopräparate, d. h. Präparate mit nur einem Wirkstoff. Ausnahmen hiervon stellen Vitamin-/Mineralstoffmischungen dar, deren Wirkstoffe sich häufig ergänzen, was einer besseren Wirkung zugutekommt.
- Misstrauen Sie allzu hohen Preisen. Ein hoher Preis zieht nicht automatisch eine gute Wirkung nach sich.
- Seien Sie vorsichtig bei unlauteren Werbeanzeigen, bei denen unglaubwürdige Versprechen gemacht werden. Wundermittel gibt es nicht.

- Seien Sie sich gewahr, dass mit der Not/ den Wünschen von Menschen immer ein gutes Geschäft gemacht werden kann. Bei Werbeslogans wie „Fit wie Superman", „stahlharte Erektion", „Geld zurück Garantie", „Garantierte Wirkung" sollten immer die Alarmglocken klingeln.
- Beginnen Sie bei den jeweiligen Präparaten mit der niedrigsten Dosis. Vertragen Sie das Präparat gut, können Sie die Dosis langsam steigern.
- Verwenden Sie ein Produkt nicht länger als drei Monate. Wechseln Sie dann evtl. auf ein anderes Präparat über. Nach einer gewissen Karenzzeit können Sie wieder auf das ursprüngliche Präparat zurückgreifen, wenn Sie damit zufrieden waren.
- Beachten Sie, dass pflanzlich nicht gleichbedeutend ist mit „ohne Nebenwirkungen". Obwohl viele pflanzliche Mittel sehr gut verträglich sind und kaum Nebenwirkungen haben, gibt es sehr wohl auch etliche pflanzliche Mittel mit drastischen Nebenwirkungen. Gerade unerwünschte Langzeiteffekte sind nicht abwägbar/ oft noch nicht untersucht.
- Genauso können pflanzliche Medikamente Wechselwirkungen mit chemischen Medikamenten haben. Ginkgopräparate etwa dürfen nicht zusammen mit blutverdünnenden Mitteln eingenommen werden.
- Achten Sie auf die genaue Dosierung des pflanzlichen Mittels – viele pflanzliche Mittel sind unterdosiert und deshalb nicht wirksam.

- Pflanzliche Präparate nicht namhafter Hersteller können mit Rückständen von Schwermetallen und/oder Pflanzenschutzmitteln belastet sein. Eine seriöse Firma wird ihr Präparat daher stets auf evtl. Rückstände testen lassen. Eine nicht korrekte Lagerung des pflanzlichen Ausgangsmaterials kann etwa zu Schimmelbildung und unerwünschten Veränderungen des pflanzlichen Materials führen.
- Oft haben potenzsteigernde Mittel hormonartige Wirkungen, wodurch in einigen Fällen das natürliche Hormongleichgewicht des Körpers aus dem Gleichgewicht geraten kann. Aus diesem Grunde sollte – wie schon erwähnt – ein Präparat immer nur für einen gewissen Zeitraum eingenommen werden, danach sollte eine gewisse Pause eingelegt werden, bevor man wieder zu dem Potenzmittel greift.
- Wenn Sie (gravierende) Nebenwirkungen nach der Einnahme eines Präparats verspüren, sollten Sie auf die weitere Einnahme dieses Präparats verzichten. Besprechen Sie ggf. mit dem Arzt Ihres Vertrauens die bei Ihnen vorkommenden Nebenwirkungen.

Pflanzliche Potenzmittel auf dem Vormarsch

Wie Sie gesehen haben, müssen es nicht immer die blauen Pillen sein... Es gibt zahlreiche mild und doch sicher wirkende pflanzliche Potenzmittel, die zudem meist noch als Aphrodisiakum wirken, d. h. zusätzlich Lust und Libido anregen. In diesem Ratgeber ist nur eine kleine Auswahl der bekanntesten und am besten untersuchten pflanzlichen Potenzmittel dargestellt. Der Markt an pflanzlichen Potenzmitteln ist riesengroß und kaum mehr überschaubar. Es vergeht kaum ein Tag, an dem nicht ein neues, das ultimative Potenzmittel, auf den Markt gepresscht wird. Das Angebot ergibt sich aus der großen Nachfrage und dem Bedürfnis der Männer, auf natürliche Weise die Potenz zu stärken. Viele der pflanzlichen Potenzmittel sind in den oft fernen Ursprungsländern schon lange bekannt und ihre potenzsteigernde Wirkung wird dort schon seit ewigen Zeiten genutzt – aber erst nach und nach erobern diese pflanzlichen Potenzmittel auch den europäischen Markt.

Hinter dem Wunsch nach pflanzlichen Potenzmitteln steht freilich auch der Wunsch, den Geschlechtsakt nicht mittels einer chemischen Pille „abarbeiten" zu müssen, sondern tief in unserem Inneren tragen wir den Wunsch nach einer ganzheitlichen Sexualität - geheimnisvoll, einmalig, mystisch. Wir wünschen uns mehr Sinnlichkeit – d. h. wir wollen mit allen Sinnen genießen.

Unsere Sinne sind aber in der heutigen Zeit der Hektik und des Stresses sowie der permanenten Reizüberflutung oft verkümmert und abgeschwächt.

So muss die Sinnlichkeit in uns erst wieder geweckt werden und die Sinne müssen geschärft werden. Wenn wir beim Liebesspiel das Handy ans Ohr halten und im Hintergrund der Fernseher läuft - womöglich noch Nachrichtensendungen oder blutrünstige Horrorfilme - ist dies einer ganzheitlichen Sexualität freilich in keiner Weise förderlich. Und genau aus diesem Kreis der Reizüberflutung und der allgegenwärtigen Hektik müssen wir uns befreien, um uns wieder auf den Moment und unser Gegenüber, in diesem Fall den Liebespartner, konzentrieren zu können.

Im Bett sollte jede Art von Leistungsdruck und Stress tabu sein, da Stress und Druck Lustkiller Nummer eins sind. Denn Hektik und Frust schlagen nicht nur auf die Stimmung und auf das Gemüt, sondern auch auf die Geschlechtsorgane. So hat man herausgefunden, dass bei vorrangiger Orientierung eines Mannes auf Leistung, Führung und Aufstieg das Risiko für Potenzstörungen steigen kann. Bei Männern dagegen, die sich auch mal dem Schlendrian hingeben und auch mal fünf gerade sein lassen, besteht diese Gefahr interessanterweise nicht. Zu dieser Erkenntnis kam wohl auch schon früher Volkes Stimme, die da reimte: „Nur wer sonst nichts tut, ist in der Liebe gut."
Und genau hier können Liebespflanzen ansetzen: Diese stärken nicht nur die Potenz, sondern wecken alle Sinne und können dabei helfen, Stress abzubauen und zu Entspannung zu verhelfen.

Beherzigen wir dies, wird das Liebesleben (wieder) erfüllend und geheimnisvoll.

Epilog

Nun sind Sie am Ende dieses Ratgebers angelangt. Sie haben über einige Pflanzen gelesen, die starke Potenz und hemmungslose Leidenschaft zu schenken vermögen. Die erfolgversprechendste Therapie hängt jeweils von der Ursache etwaiger Potenzstörungen ab. Steht Mann unter Stress, können Ginkgo und Ginseng neben der Potenzsteigerung zusätzlich für einen besseren Umgang mit Stress sorgen, da diese Planzen den Körper gegen Stress abschirmen. Ginkgo hilft ferner auch bei vorliegenden Durchblutungsstörungen, weil es die Durchblutung aller Gefäße verbessert und diese regelrecht putzt. Wenn bei Ihnen manchmal die Nerven blank liegen, kann das Potenzholz gut wirken – denn dieses hat zusätzlich eine beruhigende und entspannende Wirkung. Wer auch seine Libido angekurbelt wissen möchte, ist mit Damiana-Präparaten bestens beraten.

So wie jeder Mann ein Individuum ist, so muss auch jeder Mann das für ihn am wirksamste und praktikabelste Präparat ausfindig machen. Beherzigen Sie bitte auch, dass jedes Präparat mindestens vierzehn Tage eingenommen werden sollte, um erkennen zu können, ob es wirksam und verträglich ist.

Zusammenfassend kann man sagen, dass pflanzliche Potenzmittel meist wirksam und unschädlich sind und den Vergleich mit chemischen Mitteln nicht zu scheuen brauchen.

Herzlichst Ihre Apothekerin Dr. Angela Fetzner

Zur Autorin

Dr. Angela Raab geb. Fetzner, geboren in Bad Kissingen, ebenda auch aufgewachsen.
Studium der Pharmazie in Würzburg, anschließend Approbation zur Apothekerin. Aufbaustudium der Pharmaziegeschichte in Marburg, Abschluss als Pharmaziehistorikerin.
Dort auch Promotion zum Dr. rer. nat.
Seit 1996 bis dato Arbeit in öffentlichen Apotheken und Krankenhausapotheken in ganz Deutschland sowie der Schweiz. Daneben Seminartätigkeit im In- und Ausland.
Von 2012-2018 Veröffentlichung von mehr als 50 Ratgebern und Fachbüchern v. a. zu verschiedenen Gesundheitsthemen, die zehntausende von Lesern begeistern.

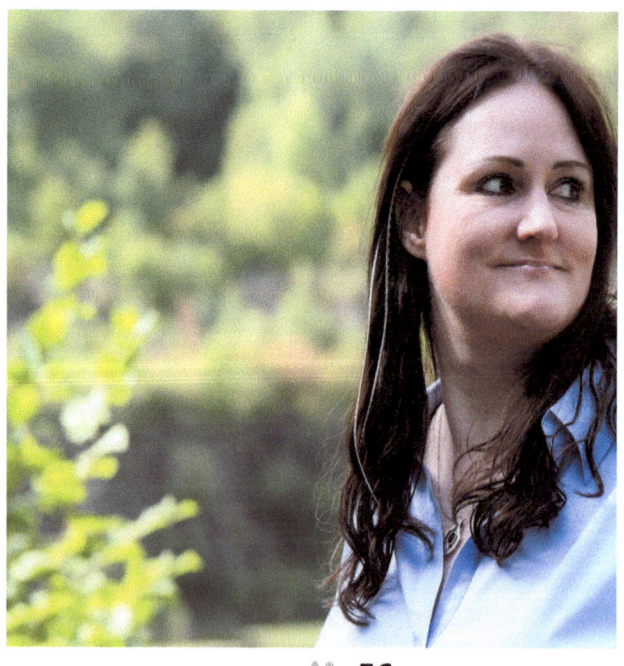

Ein herzliches Dankeschön

- an dieser Stelle an alle werten Leserinnen und Lesern. Lob, Kritik oder Anregungen können Sie mir gerne auf meiner Facebook-Seite
https://www.facebook.com/AngelaFetzner
oder auf meiner Autorenhomepage mitteilen:
http://www.angela-fetzner.de

Bücher von Dr. Angela Fetzner

Finden Sie alle auf der Autorenhomepage:
http://www.angela-fetzner.de
Auf meiner Homepage finden Sie nicht nur alle meine Bücher und E-Books. Darüber hinaus möchte ich meinen Leserinnen und Lesern auch einen besonderen Service bieten. So stelle ich auf meiner Homepage regelmäßig Onlinelesungen von mir ein, weiter schreibe ich Blogartikel zu verschiedenen Themen sowie Rezensionen zu diversen Büchern.

Hier können Sie sich auch für meinen Newsletter anmelden, um regelmäßig Informationen über neue Bücher, Preisaktionen, Verlosungen und Gesundheitstipps zu erhalten.

Außerdem finden Sie meine E-Books in allen führenden Online Shops und die Druckbücher im Versand- und Standardbuchhandel.

Sie finden mich auch in den sozialen Netzwerken:
Facebook, Twitter, Instagram und Youtube.

https://angela-fetzner.de/___/

Leseprobe - Leber Galle - entgiften und stärken

Prolog

Liebe Leserin und lieber Leser,

Eine gesunde Leber ist der Schlüssel zu einem gesunden und vitalen Leben.

Die Leber ist unser zentrales Stoffwechselorgan und unser wichtigstes Entgiftungsorgan – gleichsam einer Fabrik ohne Ruhezeiten ist die Leber Tag und Nacht für uns im Einsatz. Eine ungesunde Ernährungs- und Lebensweise schwächt die Leber, das emsige Organ arbeitet nichtsdestotrotz unermüdlich weiter. Wird die Leber jedoch kontinuierlich überlastet, fühlt man sich schlapp und ausgelaugt, denn die Müdigkeit ist bekanntlich der Schmerz der Leber. Des Weiteren können viele chronische Krankheiten die Folge einer geschwächten oder erkrankten Leber sein. Denn: Funktioniert die Leber nicht, erkrankt der ganze Mensch.

Unterstützen Sie Ihr wichtigstes Entgiftungsorgan: Die ganzheitliche Leberreinigung

Die Leber leidet bekanntlich leise, weshalb wir sie meist nicht mit der nötigen Achtsamkeit behandeln. Grundsätzlich essen wir zu fett, zu säurelastig, weiter belasten wir die Leber durch Schadstoffe, Medikamente sowie durch zu viel Stress und zu wenig Bewegung.

Aus diesem Grund ist es wichtig, den Körper von diesem Ballast zu befreien und schädliche Abfallprodukte und Gifte auszuschwemmen.

Nutzen Sie hierbei die einzigartige Regenerationskraft Ihrer Leber – denn die Leber ist ein ungeheuer dankbares Organ, ihre Selbstheilungskraft beispiellos. Schenken Sie Ihrem wichtigsten Entgiftungsorgan daher eine ganzheitliche Leberreinigung. Mittels der in diesem Buch aufgeführten vielseitigen Maßnahmen wie Heilpflanzentherapie, Teekuren, Darmentgiftung, Schüßler-Salzen, Homöopathie, Leberwickel, Wasseranwendungen, Ernährungsempfehlungen usw. wird die Leber auf natürliche Weise entgiftet und gestärkt. Mit Unterstützung ausgewählter Leberkuren werden Sie bereits nach kurzer Zeit wieder mehr Lebensqualität, Kraft, Vitalität und Lebensfreude verspüren.

Die Autorin berät und informiert als promovierte Apothekerin seit zwei Jahrzehnten zahlreiche Kunden. Als unabhängige Autorin und Apothekerin fühlt sich die Verfasserin dieses Buchs nur der Gesundheit und dem Wohl der Menschen verpflichtet.

Herzlichst Ihre Apothekerin Dr. Angela Fetzner

Warum es sich lohnt, der Leber mehr Aufmerksamkeit zu schenken

Tag und Nacht ist die Leber für uns im Einsatz - unzählige Prozesse des Stoffwechsels finden in diesem wichtigen Organ statt. Nicht zu Unrecht wird die Leber deshalb zuweilen auch als Kraftwerk des Körpers bezeichnet. Die Leber ist das zentrale Organ unseres Stoffwechsels und hat ein enormes Aufgabenspektrum zu bewältigen - ihre wichtigsten Aufgaben sind die Steuerung von Energie- und Hormonhaushalt, die Verarbeitung und Speicherung von Fetten, Eiweißen und Kohlenhydraten, die Produktion lebenswichtiger Eiweißstoffe (z. B. Gerinnungsfaktoren), der Abbau und die Ausscheidung von Stoffwechselprodukten sowie die Produktion von Galle. Vor allem fungiert die Leber jedoch auch als unverzichtbares Entgiftungsorgan, weshalb es wichtig ist, dass wir dieses Organ nicht durch zu viel Alkohol, Medikamente und toxische Stoffe nachhaltig schädigen. Als Entgiftungsorgan ist die Leber ein richtiger Workaholic, sie reinigt den Körper unermüdlich – und geht in ihrer Uneigennützigkeit sogar so weit, dass sie eher ihre eigenen Zellen zerstört, als dass sie es zulässt, dass andere Organe des Körpers geschädigt und in Mitleidenschaft gezogen werden.

Die Leber ist also ein sehr selbstloses Organ, das klaglos und geduldig seine Dienste verrichtet. Nicht zu Unrecht heißt es „die Leber leidet stumm" – was auch damit zusammenhängt, dass die Leber keine Nerven und damit kein Schmerzempfinden besitzt.

Gleichzeitig sagt man aber auch, dass die Leber mit ihren Aufgaben wächst – was zutreffend ist, denn die Leber ist sehr widerstandsfähig und verfügt über eine ausgezeichnete Regenerationsfähigkeit. Allerdings nur bis zu einem gewissen Grad, denn wird die Leber pausenlos geschädigt, erkrankt sie irgendwann und stirbt am Ende zwangsläufig, und selbst dieses Sterben geschieht leise. Mit dem Versagen der Leber stirbt freilich der komplette Organismus.

Es ist also an der Zeit, dass wir uns diesem geduldigen und aufopferungsvollen Organ erkenntlich zeigen, und ihm wieder mehr Aufmerksamkeit schenken.

Ihre Leber wird es Ihnen mit neuer Energie und Wohlbefinden danken.

Die Müdigkeit ist der Schmerz der Leber

Wie wir gelesen haben, leidet die Leber geduldig, lange und leise. Dies ist mit ein Grund, warum wir dieses dankbare Organ oft allzu lange sträflich vernachlässigen und seine stummen Hilfeschreie nicht oder aber zu spät hören. Denn die Symptome einer kranken Leber sind unspezifisch. Man sagt, dass die Müdigkeit der Schmerz der Leber ist – will heißen, dass chronische Müdigkeit und Antriebslosigkeit auf ein Leberleiden hindeuten können. Auch weitere unspezifische Symptome wie Verdauungsbeschwerden, Völlegefühl, Juckreiz oder Rückenschmerzen können auf eine kranke Leber hinweisen.

Deshalb gilt es, es erst gar nicht so weit kommen zu lassen und diesem lebenswichtigen Organ jede nur erdenkliche Unterstützung zukommen zu lassen. Damit ist längst nicht nur gemeint, dass wir beim Alkohol kürzer treten sollen.

Denn nicht nur Alkohol schadet der Leber – auch viele Medikamente, fettes Essen, bestimmte Viren und zu wenig Bewegung sind keine Freunde der Leber und schwächen diese tagtäglich. Die gute Nachricht ist jedoch, dass die Leber sehr regenerationsfähig ist und sich das Ruder oft sogar noch bei schon belasteter Leber herumreißen lässt. So ist es unerlässlich, der Leber die tägliche Last zu erleichtern und dieses einzigartige Organ soweit wie möglich zu unterstützen.

Im Folgenden werden daher die wirksamsten Maßnahmen aufgezeigt, wie Sie Ihrer Leber zu neuer Kraft verhelfen können und einer belasteten Leber wieder die so notwendige Erholung spenden können.

Die Leber – Das unbekannte Organ

In Deutschland nimmt das Interesse an allen Themen rund um die Gesundheit immer weiter zu – dementsprechend steigt auch das Interesse an einer gesünderen Lebensweise stetig. Wir beschäftigen uns mit unserem Gewicht und infolgedessen mit gesunder Ernährung und sportlichen Aktivitäten, nicht wenige wissen stets über die neuesten Diäten Bescheid. Viele von uns kennen weiter ihre Blutdruck- und Blutzuckerwerte in- und auswendig.

Auch was Herz, Lunge und Darm betrifft, haben viele Menschen gute Kenntnisse. Ausgerechnet jedoch die Leber, dieses zentrale und wichtige Stoffwechselorgan, ist vielen Menschen ein Rätsel oder gar ein Mysterium. Dementsprechend wird das Organ oft stiefmütterlich behandelt und vernachlässigt. Denn während sich die anderen Organe zeitig melden und sozusagen Notrufe absenden – die Gelenke schmerzen, der Magen drückt, der Darm ist verstopft – leidet die Leber eben leise und geduldig. Vielleicht jedoch zu leise und geduldig.

Deshalb ist es an der Zeit, Licht ins Dunkel dieses wunderbaren Organs zu bringen und uns ausführlich mit allem, was der Gesundheit der Leber dient, auseinanderzusetzen.

Aufgaben der Leber

Im Folgenden sind die wichtigen Aufgaben der Leber aufgeführt.

- Als zentrales Stoffwechselorgan reguliert die Leber den Eiweiß-, Fett- und Zuckerstoffwechsel sowie den Hormon-, Vitamin- und Mineralstoffhaushalt. Weiter dient die Leber als Speicher- und Entgiftungsorgan.
- Auf-, Ab- und Umbau (Stoffwechsel) von Fetten, Eiweißen und Zucker. Vor allem bildet die Leber Fette, Eiweiße und Zucker in verwertbarer Form.
- Alle Nahrungsmittel werden zunächst im Magen und Darm aufgespalten. Die Nährstoffe, z. B. Fett und Zucker, sowie auch Vitamine und Mineralstoffe, werden über die Pfortader in die Leber transportiert. Dort werden die Nährstoffe umgebaut, eine Zeitlang gespeichert und danach gleichmäßig in den Blutkreislauf abgegeben. Vom Blutkreislauf gelangen die Nährstoffe in die einzelnen Organe.
- Bildung von Speicherzucker (Glykogen) aus dem Einfachzucker Glucose. Wird Glucose benötigt, wird dieses aus Glykogen freigesetzt und an den Blutkreislauf abgegeben.

- Aufbau und Speicherung von Eiweißen aus den Eiweißbestandteilen (Aminosäuren) der Nahrung. Bspw. Bildung von Fibrinogen, das wichtig für die Blutgerinnung ist, sowie von Transporteiweißen. Weiter Bildung von Antithrombin und Plasminogen.
- Speicherung von Fett in Form von Lipoproteinen.
- Speicherung von Vitaminen (v. a. der fettlöslichen Vitamine A, D, E und K und von Vitamin B 12) sowie von Mineralstoffen und Spurenelementen (bspw. Eisen, Zink, Kupfer).
- Produktion von Cholesterin. Aus Cholesterin werden bspw. Hormone und Zellmembranen gebildet.
- Produktion von Gallenflüssigkeit (Galle), welche für die Fettverdauung wichtig ist.
- Entgiftung von körperfremden, schädlichen Substanzen wie Alkohol, Medikamenten, Bakterien und Viren.
- Abbau von körpereigenen Substanzen wie bspw. nicht mehr benötigten Hormonen, defekten Körperzellen, alten und geschädigten roten Blutkörperchen sowie Abfallprodukten des Eiweißstoffwechsels.
- Abwehr von Keimen aus dem Magen-Darm-Trakt, wodurch das Immunsystem unterstützt wird.

- Ausscheidungsorgan. Über die Galle scheidet die Leber Substanzen wie Bilirubin, Cholesterin, Stoffwechselprodukte und Medikamente aus. Diese Stoffe werden dann mit dem Stuhl ausgeschieden. Durch Umbau in der Leber werden einige fettlösliche Stoffe wasserlöslich, wodurch sie mit dem Urin ausgeschieden werden können.
- Beteiligung an der Regulierung des Säure-Basen-Haushalts.
- Die Leber ist an der Blutbildung des Fötus bis zum 7. Schwangerschaftsmonat beteiligt.

Aufbau der Leber

Aufteilung der Leber in Lappen

Die Leber ist die größte Drüse im Körper und gleichzeitig das schwerste Stoffwechselorgan (die Leber wiegt bei einem Erwachsenen zwischen 1200 bis 2000 g, wobei die Leber der Frau normalerweise etwas leichter als die des Mannes ist). Ein gesundes Organ ist dunkelbraun, gleichmäßig strukturiert und weich-elastisch.

Das Organ liegt direkt unter dem Zwerchfell im rechten Oberbauch, zum Teil ist der obere Teil der Leber mit dem Zwerchfell verbunden. Umgeben ist das Organ von einer derben Bindegewebskapsel (Capsula fibrosa), im Gegensatz zur Leber selbst ist die Kapsel von Nervenfasern durchzogen, welche Schmerzreize übermitteln.

Aufgeteilt ist die Leber in zwei große Lappen, wobei der rechte Leberlappen weitaus größer als der linke ist (das Verhältnis beträgt 6:1). Die beiden Lappen sind durch ein bindegewebeartiges Band voneinander getrennt. Ein Großteil der Leber ist von den Rippen bedeckt. Mit dem linken Lappen ragt die Leber weit in den linken Oberbauch.

Versorgung der Leber

Als einziges Organ außer dem Herzen ist die Leber in zwei Blutkreisläufe eingebunden. Sagenhafte 2000 Liter Blut fließen täglich durch dieses lebenswichtige Organ.

An der Unterseite der Leber befindet sich die sogenannte Leberpforte (Porta hepatis), welche das Blut aus den Bauchorganen (Magen, Dünndarm, Dickdarm usw.) sammelt und es der Leber zuführt. Das Blut der Pfortader ist reich an Nahrungsbestandteilen aus Magen und Darm sowie Abbauprodukten der Milz und Hormonen aus der Bauchspeicheldrüse. Aufgabe der Pfortader ist es daher, der Leber die im Darm erschlossenen Nährstoffe sowie auch mögliche Giftstoffe zuzuführen.

Neben der Pfortader münden auch die Leberarterien in die Leber. Die Leberarterien versorgen die Leber mit sauerstoffreichem Blut aus dem Herzen, die Pfortader transportiert dagegen sauerstoffarmes Blut aus den Bauchorganen. Hierbei wird die Leber zu etwa 25 % mit sauerstoffreichem Blut der Leberarterie und zu etwa 75 % mit dem sauerstoffarmen Blut der Pfortader (Pfortaderkreislauf) versorgt.

Aus der Leber führen Gallengang, Lymphgefäße und Nerven.

Was der Leber schadet

- V. a. Übergewicht schadet der Leber: Mehr als 2/3 aller übergewichtigen Personen haben eine Fettleber.
- Diabetes und Insulinresistenz: Bei jedem zweiten Diabetiker ist die Leber verfettet.
- Rauchen schadet der Leber: Nikotin wird vorwiegend über die Leber abgebaut und schadet so diesem Organ. Insbesondere starkes und langjähriges Rauchen schwächt die Entgiftungsfunktion der Leber erheblich.
- Alkohol: Allgemein bekannt ist, dass gerade exzessiver Alkoholgenuss einer der größten Feinde der Leber ist.
- Organische Lösungsmittel (z. B. in Reinigern, Lacken, Kunst- und Klebstoffen sowie in Fleckenentfernungsmitteln enthalten): diese reichern sich in der Leber an, da organische Lösungsmittel fettlöslich sind.
- Pestizide (Insektenvernichtungsmittel), Herbizide (Unkrautvernichtungsmittel) reichern sich aufgrund ihrer Fettlöslichkeit in der Leber an.
- (Schwer-)metalle reichern sich in der Leber an (z. B. Arsen, Blei, Cadmium, Nickel, Antimon, Barium, Borate, Chromate, Phosphor).

- Aflatoxine (Gift aus Schimmelpilzen, bildet sich auf verschimmelten Lebensmitteln): Aflatoxine gehören zu den gefährlichsten Feinden der Leber, im schlimmsten Fall kann durch diese Giftstoffe Leberkrebs ausgelöst werden. Tückisch ist, dass die Schimmelpilze auf bestimmten Nahrungsmitteln, z. B. Nüssen und Gewürzen, nicht sichtbar sind.
- Knollenblätterpilze: Ihr Gift kann nach einer ersten Phase mit Durchfall und Erbrechen (gastrointestinale Phase) und nach einer anschließenden Latenzzeit zur hepatischen Phase (Leberphase) führen. Die hepatische Phase führt bei nicht sofortiger Intervention zum Versagen der Leber und damit zum Tod.
- Hepatitisviren, die akute und chronische Virushepatiden hervorrufen können (Hepatitis A, B, C, D, E)
- Drogen (z. B. Ecstasy)
- (genetisch bedingte) Stoffwechselstörungen
- Ungünstige und gestörte Darmflora
- Evtl. Vitamin-D-Mangel

- Medikamente, die über die Leber abgebaut werden: Hormone (z. B. Kontrazeptiva = „die Pille"), Paracetamol, Diclofenac, bestimmte trizyklische Antidepressiva, einige Antiepileptika, bestimmte Antibiotika, Allopurinol, sogenannte Statine gegen einen hohen Cholesterolspiegel, Tamoxifen, Corticoide usw. Insbesondere, wenn Medikamente in hoher Dosis und v. a. über viele Jahre eingenommen werden, können massive Leberschäden entstehen.
- Pflanzen wie Beinwell, Kreuzkraut, Kava-Kava, Poleiminze, Schöllkraut
- Fettreiche Ernährung (v. a. tierische Fette), Zucker, erhöhte Kohlenhydratzufuhr, Softdrinks
- Stress und mangelnde Möglichkeit der Entspannung
- Bewegungsmangel, insbesondere Mangel an Bewegung an frischer Luft
- Wenig oder nicht erholsamer Schlaf
- Darmerkrankungen (Zöliakie, chronisch entzündliche Darmerkrankungen)

Ende der Leseprobe

Qualität & Kompetenz
im Zeichen des Mörsers
von Ihrer Apothekerin
Dr. Angela Fetzner